はじめに

　2019年12月8日中国の一都市でひっそりスタートした〈SARS-CoV-2に因るCOVID-19〉はパンデミックに仕立て上げられて、特に日本人の自分で判断する事が大の苦手な国民性も相まって、マスク一つ着けるかどうかで大混乱している始末です。さすがにこの世界的詐欺事件に皆が気付き始めて、ワクチンという事になっている〈遺伝子組み換え治験溶液〉に関しては中止された国もある一方で、日本のように一人当たり8回分（計8.8億回分）の治験溶液を押し付けられて多くの人たちがその恐ろしさに気付き、接種を止め始めたために使用期限切れで廃棄処分が始まっている国もあります。

　さて、全ての症状や疾患には必ず原因があります。今日の医療現場では主に〈対症療法〉が中心になっております。患者や怪我人の苦痛を除去する事も重要ですが、やはり原因を取り除く〈根治療法〉が求められます。

　2020年版で年間死亡数を138万人とお伝えしましたが、2022年の年間死亡数（速報値）は158万人と僅か数年で20万人も激増したのは何故か？　その原因として、やはり2021年2月から開始された遺伝子組み換え治験溶液の接種は否定出来ません。しかし、大半の国民はマスメディアに〈コロナは恐い〉と騙されましたが、悪性新生物・心疾患・老衰・脳血管疾患では年間10万人以上死亡しているのです。

　コロナだけが恐ろしい病気ではありません。科学的に、客観的に、そして冷静に判断する事が望まれます。そしてそれらに罹患した時にどれ程の費用が必要なのかにも関心を持っていただきたいと思います。

　この小冊子が参考になれば何よりの喜びです。

２０２３年初夏　　監修者しるす

JN123089

もくじ

I

公的医療保険制度の仕組みと内容

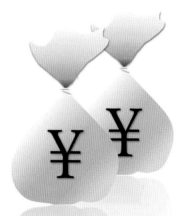

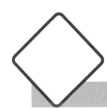

医療保険制度と自己負担

——医療はあなた自身の問題です

　加入している保険の種類に関わらず義務教育就学以後 70 歳未満の人は入院、通院とも現在、3 割の自己負担となっています。小学校入学前の子どもに関しては少子化対策の一環として 2 割負担となっています。

　（ただし、住民サービスの一環として義務教育終了・18 歳までの子ども等に関しては医療費補助を独自に行っている自治体も多く、所得制限の有無や一定額までの負担など、その内容は様々です。所得制限はなく、一律無料となっているところもあります）

加入者	医療保険制度	医療費負担割合
大企業のサラリーマンとその家族	組合管掌健康保険	●70 歳未満　　　義務教育就学〜69 歳　**3割**　　〜小学校入学前　**2割**
中小企業のサラリーマンとその家族	協会けんぽ（旧政府管掌健康保険）	
国家公務員・地方公務員とその家族（私学教職員とその家族）	共済組合（共済制度）	●70 歳以上　　現役並み所得者（年収 夫婦で 520 万円以上／単身者で 383 万円以上 が目安）**3割**　　一般 **2割**（昭和 19 年 4 月 1 日以前生まれの人は 1 割）
農・漁業・自営業とその家族	国民健康保険	
75 歳以上の高齢者	後期高齢者医療制度（長寿医療制度）	●75 歳以上　　現役並み所得者 **3割**　　一定以上の所得のある人 **2割**　　一般 **1割**

自己負担の仕組み

——保険でカバーされるものとされないもの

　病気やケガで医療機関で治療を受けた時（入院・通院）にはさまざまな費用が発生します。治療そのものにかかる費用としては初診料や検査料、手術料などがあります。これらの費用は公的医療保険（健保・国保等）でカバーされ、自己負担は 1〜3 割となります。しかし、これ以外の費用は原則、患者さんの自己負担になります。

　主なものとして、治療に関わる部分では「先進医療」(P.8 参照)「差額ベッド代」(P.45 参照)があります。入院時の差額ベッド代はケースによっては非常に高額になることもあり、患者さんやその家族にとって頭の痛いところでもあります。また、治療以外の部分では入院時の食事代や病院への交通費などがけっこう大きな負担となります。

▼自己負担の仕組み

← 公的医療保険適用 →

保険診療分	保険外診療分	その他
・初診料／再診料 ・入院料 ・検査料 ・投薬注射料 ・手術料　など	・文書料（診断書等） ・差額ベッド代 ・先進医療に関わる 　治療代　など	・通院費 ・食事代 ・洋服代（パジャマなど） ・お見舞いのお返し など

保険給付	自己負担分 （1〜3割）	保険外診療分	その他

← 本人が負担する費用 →

高額療養費などの 助成が受けられる	通院費や治療に関わる装具など は医療費控除や助成の対象にな ることもある

≪入院時の食事標準負担額≫

	金額
一般	1食につき４６０円
住民税非課税の人	（90日目までの入院）1食につき２１０円 （過去12か月で90日を超える入院）1食につき１６０円
住民税非課税で老齢福祉 年金を受けている人	1食につき１００円

5

保険でカバーできる診療範囲
《全額自己負担となる診療もあります》

　通常、保険診療を受けた場合、医療費総額の3割が自己負担となります（右図①）。

　原則として診療のなかに一部でも保険外の診療が含まれていると、診療行為全体が自由診療となり全額自己負担となります（同②）。例外的に保険診療と保険外診療の併用が認められているのが「保険外併用療養費」制度と呼ばれているものです（同③）。

　保険外併用療養費では保険と保険外の併用が認められる具体的な項目として A 先進医療など将来的に保険導入する評価を行うもの（評価療養）と B 差額ベッドなどの保険導入を前提としないもの（選定療養）、C「患者申出療養」制度があります。

　A【評価療養】

　・先進医療（以前の高度先進医療含む）・医薬品、医療機器、再生医療等製品の治験・薬事法承認後で保険収載前の医薬品、医療機器、再生医療等製品の使用・薬価基準収載医薬品の適用外使用・保険適用医療機器、再生医療等製品の適用外使用

　B【選定療養】

　・特別の療養環境の提供（差額ベッド）・予約診療・時間外診療・大病院の未紹介患者の初診・大病院の再診・制限回数を超える医療行為・180日を超える入院・歯科の金合金等・金属床総義歯・小児う触の指導管理

　C【患者申出療養制度】

　・未承認薬の使用など、困難な病気と闘う患者からの申出に基づき、個別に認可される医薬品

　混合診療とは①の保険診療と②の自由診療を併用しようというもので、③の保険外併用療養費の範囲をさらに拡大した考え方です（同④）。がんをはじめ難病の分野において国内では未承認の薬剤を海外から輸入して使いたいという要望に加え、新薬の研究、開発も急速に進んでおり、承認にかかる時間を考えると、未承認でも薬を使いたいという声も多いのが実情です。

　なお、混合診療の禁止については難病と闘う患者団体などから不満の声が強くあり、それに一部応える形として、上記 C の患者申出療養制度が設立された経緯があります。

《医療制度の仕組み》

①保険診療

②自由診療
診療行為に保険が適用されない
ものが含まれると診療全体が保
険給付外となる。

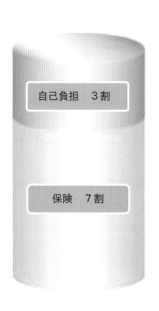

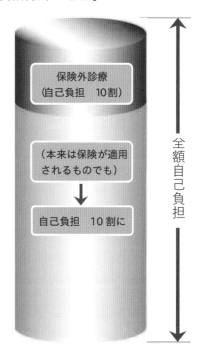

③保険外併用療養費
先進医療や差額ベッド等
快適性に関するもの

④混合診療（原則として禁止）
保険診療と保険外診療の
併用を可能にしようとするもの。

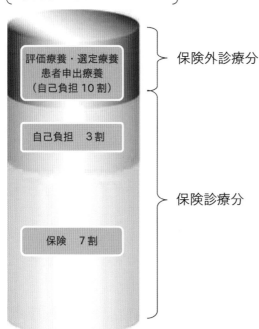

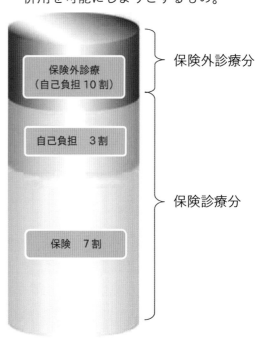

重くのしかかる自己負担

《先進医療——数百万円の支払いも》

　先進医療とは、大学病院や研究機関、医療機関において新たに開発された先進的な治療法や診断法を、保険診療をベースにしながら、それ以外に特別な料金を（個人）負担することで、多くの患者が受けられるようにした制度です。その名前の通り、治療の先端を行く医療技術であり、この部分には医療保険が適用されず、全額自己負担となります。しかし、それぞれの治療に付随する診察・検査・投薬・入院等の一般治療と同じ部分については、公的医療保険が適用されます。

　先進医療には「先進医療　A」と「先進医療　B」があり、「A」は未承認、適用外の医薬品、医療機器の使用を伴わないもの、「B」は適用外の医薬品、医療機器の使用を伴うものとなっています。2023年4月の時点で合わせて90種類が登録されています。ちなみに、2021年7月1日から2022年6月末の1年間で先進医療を受けた患者さんは26,556人、金額66.7億円（先進医療部分のみ）となっています。なお、先進医療は国が指定する特定の医療機関でのみ受けることができ、その医療機関の医師が医学上、必要と判断した時に実施されます。

——悪性腫瘍に対する粒子線治療を受けた場合——のケース

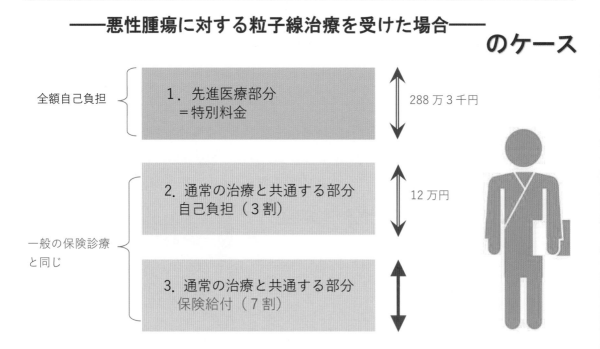

患者負担合計

計 300.3 万円

○診察、検査、投薬、入院料など通常の治療と共通する部分は保険診療となります（約12万円）。
○一部の疾患については、治験扱いにより治療を行っているものもあります。

主な先進医療

——注目集める陽子線、重粒子線治療

　　先進医療の代表として真っ先にあげられるのが「陽子線治療・重粒子線治療」です。がんに対する放射線治療は古くから行われていますが、通常のエックス線などよりもさらに効果があるのが、陽子線や重粒子線です。これからのがん治療を考えたとき、大きな期待が寄せられている治療法の一つです。ただし、施設・設備の建設、維持に大きな費用がかかるため治療費も 300 万円近く、患者さんには大きな負担となっています。先進医療にはその他にもさまざまな種類のものがありますが、いずれもそれにかかる高額な治療費は患者さんにとって大きな負担です。

《主な先進医療の種類と費用》

技術名	特別料金(平均額) （全額自己負担）	平均入院 日数
陽子線治療	269万2,988円	14.9日
重粒子線治療	316万2,781円	8.3日
抗悪性腫瘍剤治療における薬剤耐性遺伝子検査	3万7,423円	44.0日
ウイルスに起因する難治性の眼感染疾患に対する迅速診断（PCR法）	2万8,388円	2.4日
タイムラプス撮像法による受精卵・胚培養	3万2,558円	―
子宮内膜刺激術	3万3,546円	―

これ以外の診察・検査・投薬など通常の治療と共通する部分は公的医療保険が適用され、３割負担となります。
2021年７月１日〜2022年６月30日における平均値です。（中央社会保険医療協議会資料による）
医療機関により、多少金額は異なります。

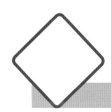

医療費が高額になった時

《高額療養費の適用を受けよう》

　大きな病気やケガで多額の医療費支払いに迫られたとき、大きな助けになるのが「高額療養費」制度です。1か月間に支払った医療費の自己負担が一定の金額を超えた場合、その超えた部分に相当する金額が高額療養費制度の適用を受け、経済的負担は軽減されることになります。右表のように所得に応じて5区分（区分ア・イ・ウ・エ・オ）にされ、それぞれの負担限度額が定められています（※ここで言う1か月とは暦上での1か月のことです。例えば5月15日から6月15日の入院の場合、5月、6月それぞれ個別に計算します）。

　高額療養費の適用を受けるためには①同一月内の診療であること、②同じ医療機関の診療であること（複数の医療機関、または複数の被扶養者（家族）が、それぞれ2万1,000円以上の支払いがある時は合算することができる）、③医科、歯科別であること、④入院、通院別であることが条件となっていますので、注意が必要です。

　従来、高額療養費に関しては、いったん窓口で全額支払った後、自己負担限度額を超過した部分が後日（2、3か月後）払い戻されるという形になっていましたが、2007年4月からは超過部分については支払う必要がなくなりました。ただし、この適用を受けるためにはそれぞれの所得に応じた自己負担限度額を示す限度額適用認定証の交付を受けなければなりません。協会けんぽ（旧政府管掌健保）の人は全国健康保険協会の各都道府県支部、国民健康保険の人はそれぞれ住んでいる市町村、組合健保の人は組合に申請します。その認定証を医療機関の窓口に提出することで超過部分の窓口での負担はなくなります。

　認定証の交付を受けていない場合は、従来通り窓口でかかった医療費の3割相当分を全額支払い、超過分については、それぞれ申請して払い戻しを受けることになります。なお、加入している保険によっては自動的に超過部分を振り込んでくれるところもあります。

　入院時の食費、先進医療、差額ベッド代などは高額療養費の適用を受けることはできません。

●70歳未満

所得区分	ひと月あたりの 自己負担限度額（円）
区分㋐ **年収約1,160万円〜** 健保：標報83万円以上 国保：年間所得９０１万円超	**252,600** ＋（医療費-842,000）×１％ 〈多数回該当：140,100〉
区分㋑ **年収約770〜約1,160万円** 健保：標報53万〜79万円 国保：年間所得600万〜901万円	**167,400** ＋（医療費-558,000）×１％ 〈多数回該当：93,000〉
区分㋒ **年収約370〜約770万円** 健保：標報28万〜50万円 国保：年間所得210万〜600万円	**80,100** ＋（医療費-267,000）×１％ 〈多数回該当：44,400〉
区分㋓ **〜年収約370万円** 健保：標報26万円以下 国保：年間所得210万円以下	**57,600** 〈多数回該当：44,400〉
区分㋔ **住民税非課税者**	**35,400** 〈多数回該当24,600〉

★高額長期疾病患者（慢性腎不全、HIV、血友病の患者）：自己負担限度額（月）は１万円。ただし、人工透析を要する上位所得者（標準報酬月額53万円以上）は２万円

「年間所得」とは前年の総所得金額及び山林所得金額並びに株式・長期（短期）譲渡所得金等の合計金額から基礎控除（33万円）を控除した額（ただし、雑損失の繰り越し控除額は控除しない。）のことを指します。

●70歳以上の高齢者

適用区分		外来（個人ごと）	ひと月の上限額（世帯ごと）
現役並み	年収約1,160万円〜 標報83万円以上 課税所得690万円以上	252,600円＋（医療費−842,000円）×１％ 〈多数回 140,100円（※2）〉	
	年収約770万〜約1,160万円 標報53〜79万円 課税所得380万円以上	167,400円＋（医療費−558,000円）×１％ 〈多数回 93,000円（※2）〉	
	年収約370万〜約770万円 標報28〜50万円 課税所得145万円以上	80,100円＋（医療費−267,000円）×１％ 〈多数回 44,400円（※2）〉	
一般	年収156万〜約370万円 標報26万円以下 課税所得145万円未満（※1）	18,000円 ［年間の上限 144,000円］	57,600円 〈多数回44,400円（※2）〉
低所得者	Ⅱ 住民税非課税世帯	8,000円	24,600円
	Ⅰ 住民税非課税世帯 （年金収入80万円以下など）		15,000円

※1　１人暮らしで年収383万円未満、２人世帯で年収520万円未満の場合も含む。
※2　過去12か月以内に３回以上、上限額に達した場合は、４回目から「多数回」該当となり、上限額が下がる。

通院にも使える限度額認定証

──限度額以上の医療費支払いは不要

　事前に入院、手術の予定が決まっているときはそれぞれ加入している健康保険や国民健康保険などに申請して、限度額認定証を受ければ、一定額以上の医療費負担の必要はなくなります。手続きは簡単で、申請後 1 週間程度で交付されます。使用するときは医療機関の窓口に下の見本のような限度額認定証を出すだけで、面倒な手続きは一切ありません。

　この限度額認定証は従来、入院時しか使用できなかったのですが、2012 年 4 月からは通院にも使えるようになりました。最近はがんに対する放射線治療や抗がん剤治療などを通院で行うこともあり、通院時の窓口負担が高額になるケースが増えています。とりあえず限度額認定証を入手しておけば経済的な心配はかなり軽減されます。

国民健康保険「限度額適用認定証」（見本）

(裏面)

注 意 事 項

1. この証によって療養を受ける際に支払う一部負担金の額は、保険医療機関等又は指定訪問看護事業者ごとに 1 か月につき、別に定められた額を限度とします。
2. 保険医療機関等又は指定訪問看護事業者について療養を受けるときは、被保険者証とともに必ずこの証をその窓口で渡してください。
3. 被保険者の資格がなくなったとき、高齢受給者証の交付を受けることができるに至ったとき、記載された適用区分に該当しなくなったとき、この証の有効期限に至ったとき、又は世帯主が保険料(税)を滞納したため保険者が当該証の返還を求めたときは、直ちにこの証を市町村(組合)に返してください。また、転出の届出をする際には、この証を添えてください。
4. この証の記載事項に変更があったときは、14 日以内に、この証を添えて、市町村(組合)にその旨を届け出てください。
5. 不正にこの証を使用した者は、刑法により詐欺罪として懲役の処分を受けます。

備　考

(表面)

国民健康保険限度額適用認定証			
交付年月日　　年　　月　　日			
記　　　号		番　　号	
世帯主(組合)	住　　所		
	氏　　名		男・女
対象者適用	氏　　名		男・女
者用	生年月日		年　　月　　日
	発 効 期 日		年　　月　　日
	有 効 期 限		年　　月　　日
	適 用 区 分		
保険者番号並びに保険者の名称及び印			

高額療養費の盲点

　「高額療養費制度があるから医療費の心配はいらない」などという妄言（？）を時々、耳にすることがあります。確かに、単純なケガなどで 1～2 週間の入院で完治するならその言葉は正しいでしょう。しかし、現在は医療技術の進歩により以前では治らなかったような病気でも、病気と「共存」できるようになりました。特にがん治療においてその傾向が顕著です。一定期間の入院治療の後は通院を主体とした治療に移っていきます。抗がん剤、放射線を主体に定期的な検査が加わり、通院といえどもそれにかかる医療費は驚くような金額にはねあがります（P.42 参照）。毎月、高額な自己負担が数年間にわたって必要となってくるのです。

　現実に医療現場からは、経済的な負担に耐えられず治療を中断したという悲惨なケースも報告されています。最近は民間のがん保険、医療保険も格段に改良され、医療の実態にあわせた商品内容となっています。自らの命と生活を守るためにも、医療保険の積極的な活用を考えたいものです。

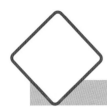

DPC（入院費包括払い制度）

──目的は医療費の抑制

　わが国の診療報酬制度は出来高払いを原則として運営されてきました。患者さんに対してどのような内容の医療を提供するかは、原則として医療機関及び医師の裁量に委ねられています。そのため、必要以上の検査や処置が行われ、医療費が増大するケースが以前から一部で議論されていました。

　出来高払いによって年々増え続ける国民医療費を抑制するために導入されたのが、このDPC です。患者の病気の種類（診断群分類）によって医療報酬が決まる定額支払制度となっており、2003 年 4 月から大学病院をはじめとする特定機能病院で開始されました。その後も厚生労働省の方針により、導入が推し進められ、2022 年 4 月 1 日時点で、1,764 の病院でこのDPC が導入されています（病院数で約3割、病床数で約 6 割が DPC 対象となっています）。

　DPC の仕組みは下図のようになっており、病気の単価に入院日数を乗じた包括点数に手術や検査などの出来高点数を加えたものが総入院費になります。なお、労災、自賠責や自費診療による入院には適用されません。

　1 日あたりの点数は入院期間に応じて 3 段階に分かれており、病気ごとの全国平均より長く入院すると、この点数が低くなります。病院にとっては長く入院されると診療報酬が下がるため、早めに退院をすすめることにより、全国的に入院日数の短縮化につながっています。

Diagnosis（診断）	Procedure 処置（手術・検査等）	Combination（組み合わせ）

正確には、DPC は診断群分類包括評価制度のことで、包括支払いを意味するものではありません。しかし、最近は支払い方式も含めて単に「DPC」と呼ばれることが多くなっています。

《DPCの仕組み》

総入院費 ＝ 包括部分 ＋ 出来高部分

病気ごとの1日あたり点数	×	入院日数	×	医療機関別係数	入院基本料、検査、画像診断、投薬、注射等

入院基本料等加算の一部、医学管理等、リハビリ、手術、麻酔、放射線療法など

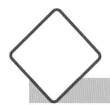

公的医療保険が使えない診療行為

予防接種 健康診断	インフルエンザ等の予防接種や、往診の際の交通費、個人的に受けた人間ドック、予約診療制をとっている医療機関への予約料、時間外診察を希望した場合の時間外加算相当額等。

一部の入院・看護	個室等特別の療養環境に入院した場合の差額ベッド代（室料差額分）。

美容に関する 診療や手術	一般的な美容整形手術（日常生活にさしさわりのないシミ、ホクロ、ソバカス等の除去、二重まぶたの手術等）。

正常な状態での 妊娠・出産	通常の出産は病気ではありません。正常妊娠や正常分娩は対象外となります。また避妊手術、経済的理由による人工中絶、遺伝子治療等も対象外となります。ただし、出産では出産育児一時金が支給されます（P.17 参照）。

一部の歯の治療	歯科治療の場合は、使用する材料や方法によっては対象外となることもあります（金やプラチナなど）。

労災保険の給付 対象となる傷病	

- -

交通事故によるケガの治療にも、公的医療保険は使えます。

医療機関によっては公的医療保険を使えないと言われることもあるようですが、通常の病気やケガと同じように公的医療保険の給付を受けることができます。

ただし、公的医療保険が負担した医療費はあとで加害者に請求しますので、加入している保険者に第三者行為による傷病届を出しておく必要があります。

病気やケガで仕事を休んだ時

——「傷病手当金」の支給

　健康保険や共済組合などの被用者保険（国民健康保険は含まれない）に入っている人が仕事以外の原因で病気やケガをして、4日以上休み（連続3日間を含む）、その間の給与支払いがない時、4日目から休んだ日数分に応じた「傷病手当金」が支給されます。なお、仕事中や通勤途上での病気やケガについては労災保険から「休業補償給付」によって給料の6割が支給されることになります。なお、健保組合に関しては独自の上乗せ支給を行っているケースもあります。

　支給には次の要件が必要です。

1. 仕事外の理由による病気やケガ
2. 4日以上休んでいる
3. 休んでいる期間の給与が支払われない

　傷病手当金額が支給される期間は支給開始日から通算して1年6か月です。病気やケガが治った時点で支給は停止されます。休んでいる期間中について一部の給与が支払われ、その金額が傷病手当金よりも少なかった場合はその差額分が支払われます。

　それぞれ加入している公的医療保険に請求することになります。

〈支給される金額〉

　1日当たりの金額：【支払開始日の以前12か月間の各標準報酬月額を平均した額】（※）÷30日×（2/3）
　（支給開始日とは、一番最初に傷病手当金が支給された日のこと。）

　支給開始日の以前の期間が12か月に満たない場合は、次のいずれか低い額を使用して計算します。
ア　支給開始日の属する月以前の継続した各月の標準報酬月額の平均額
イ　標準報酬月額の平均額
・30万円（※）：支給開始日が平成31年4月1日以降の方
※当該年度の前年度9月30日における全被保険者の同月の標準報酬月額を平均した額

出産・死亡等には一定額の支給も

―出産費用の心配はまず不要です―

通常の出産に関しては一般的な病気やケガと違って、医療保険を使うことはできません。全額自己負担となってしまいます。ただし、健康保険や共済組合、国民健康保険などの加入者が出産した時に支給されるのが「出産育児一時金」です。

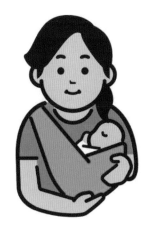

支給額は産科医療補償制度（産科医療の質の向上と安心してお産をするための環境整備を目指す制度・大半の医療機関が加入）に加入している医療機関で出産した場合は 1 人当たり50 万円が支給されます。双子の場合は 100 万円になります。なお、未加入医療機関の場合は1 人 48.8 万円です。

―死亡したときにも支給があります―

出産だけでなく医療保険の被保険者が死亡したときには一定の金額が支払われます。健康保険の場合、「埋葬料」として 5 万円が支給されます。国民健康保険の場合は「葬祭費」としてほぼ同額（およそ 3〜7 万円程度、市町村により異なる）が支給されます。

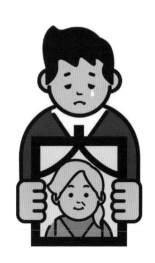

いずれも加入している公的医療保険に必要書類を提出して手続きを行うことになります。

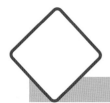

年間医療費が10万円を超えた時

――「医療費控除」を受けよう

　本人、その家族が医療機関の窓口で支払った医療費の合計額などが年間（1〜12月）10万円を超えると「医療費控除」を受けることができます。保険適用対象外の差額ベッド料、医療機関への通院にかかった交通費、入院時の食事代、薬局で購入した胃薬などの薬代も含めることができます。ただし、10万円を超えた金額全てが戻ってくるわけではありません。それぞれの所得に応じた所得税率を掛けた金額が戻ってくることになります。また、民間の共済や保険から支払われた給付金などは医療費から差し引きます（給付の原因になった傷病の医療費から差し引く。他の傷病の医療費からは差し引く必要はない）。なお、予防接種、人間ドック、健康食品にかかった費用は含めることはできません。

「医療費控除」の計算

| その年の1〜12月に支払った医療費 | − | 保険金、共済金などで補てんされる金額 | − | 10万円または総所得金額等が200万円未満の人はその5％（いずれか少ないほう） | = | 医療費控除額（最高200万円） |

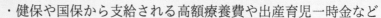

・健保や国保から支給される高額療養費や出産育児一時金など
・生命保険・共済などから支払われる入院給付金など

控除対象となるもの

医師に支払った治療費

治療のための医薬品の購入費

通院費用や往診費用

入院時の食事療養にかかる費用負担

歯科の保険外費用

あんま、指圧、はり、きゅうの施術費

義手、義足などの購入費

妊娠時から出産後健診までの出産費用

医師の証明がある6か月以上の寝たきりの人のおむつ代

老人訪問看護ステーションの利用料

老人保健施設、療養病床の利用料

控除対象外のもの

医師や看護師などへの謝礼

美容整形や健康診断、予防接種、人間ドックの費用

健康増進や病気予防のための保健薬や健康食品の購入費

体調を整えるためのマッサージ・指圧代

通院に自家用車を使ったときのガソリン代

歩行困難、重症の場合以外のタクシー代や出産で里帰りした際の交通費

視力矯正用の眼鏡やコンタクトレンズの購入費

自己都合で買った補聴器の購入費

入院時の日用品の購入費

II
がんの再発率と5年生存率

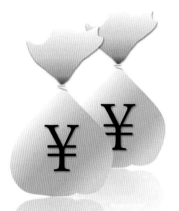

がんの再発率

《いったん治っても・・・》

がんの再発

　組織的に確認されたがんが治療によって臨床的に消失し、一定期間を経過した後に、同部位または近辺に再び同じ組織型のがんが発生すること。ただし、がんの再燃（ホルモン療法等で体に残っているものの休眠状態にあったがんが、再び活発に増殖に転じること）や多発がんは除外する。厳密には、治療によって根絶されず耐え抜いたがん細胞が時間を経て成長し、臨床的に発見された場合が再発である。

●肺がん

・再発率（非小細胞がん・根治手術可）

	（1年）	（3年）	（5年）
ⅠA・B 期	1〜2%	2〜3%	5%
ⅡA・B 期	5〜8%	6〜9%	10〜12%
ⅢA 期	10〜15%	18〜20%	25〜28%

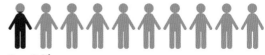

■ⅡA・B期術後3年以内の再発率

6〜9%

●胃がん

・再発率

	（1年）	（3年）	（5年）
Ⅰ期・ⅡA 期	0〜3%	2〜9%	4〜12%
ⅡB 期	5%	12%	15%

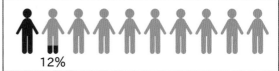

■ⅡB期術後3年以内の再発率

12%

●子宮頸がん

・再発率

	（1年）	（3年）	（5年）
Ⅰ期	0%	2%	7%
Ⅱ期	3%	7%	15%

※かつては女性生殖器がんで最多だったが、現在は子宮体がんの方が頻度が高い。

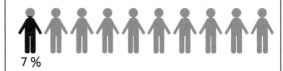

■Ⅱ期術後3年以内の再発率

7%

●子宮体がん

・再発率

	（1年）	（3年）	（5年）
Ⅰ期	2%	3%	5%
Ⅱ期	3%	6%	12%

※近年増加傾向で全子宮がんの50%以上を占める。手術療法が第一選択。化学療法も放射線療法も効果が薄い。

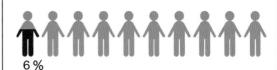

■Ⅱ期術後3年以内の再発率

6%

●食道がん
・再発率

	（1年）	（3年）	（5年）
Ⅰ期	3％	5％	15％
Ⅱ期	15％	34％	48％

※比較的早期から広範にリンパ節転移するので予後
　不良。

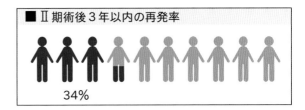

■Ⅱ期術後3年以内の再発率
34％

●膵頭部がん
・再発率

	（1年）	（3年）	（5年）
Ⅰ期	12％	30％	50％

※診断時に既に進行がんであることが多く、切除可能例
　は20〜30％。

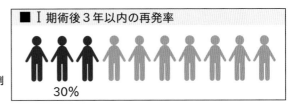

■Ⅰ期術後3年以内の再発率
30％

●大腸がん
・再発率

	（1年）	（3年）	（5年）
Ⅰ期	0％	2％	3％
Ⅱ期	0〜3％	3〜5％	8〜10％
Ⅲ期	5〜9％	10〜13％	16〜21％

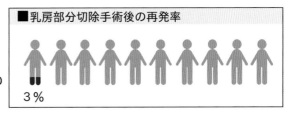

■Ⅱ期術後3年以内の再発率
3〜5％

●乳がん
・再発率（乳房部分切除施行例）

	（1年）	（3年）	（5年）
	0％	3％	6％

※乳がんは他のがんと比較して、晩期再発が多いので10
　年間の経過観察が一般的である。

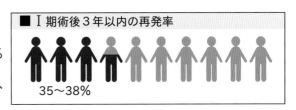

■乳房部分切除手術後の再発率
3％

●肝細胞がん
・再発率

	（1年）	（3年）	（5年）
Ⅰ期	20〜25％	35〜38％	75〜80％

※手術適応：単発または同一区域内にがんがあり、黄疸、
　脱水、肝性脳症がない。

■Ⅰ期術後3年以内の再発率
35〜38％

※再発率は術式（どのような手術、処置をしたか）などにより、大きく異なっています。

早期のがんは治る時代です

《早期発見と適切な治療で高まる治癒率》

　　腫瘍の５年生存率や再発率に関しては、予後の判定、治療方法の選択、治療成績の比較などほとんどの分類で、

1.原発腫瘍の大きさ：T0〜T4

2.リンパ節への転移状況：N0〜N3

3.遠隔転移の有無：M1（有り）、M0（無し）

を基本として評価されています。国際対癌連合（UICC）の悪性腫瘍に対する、
TNM分類が国際的に広く用いられています。（下表）
以下、各がんの5年生存率について検証してみます。

Stage	T	N	M
I	T1〜T2	N0	M0
II	T1〜T2	N1	
III	T1〜T2	N2〜N3	
IV	T3〜T4 問わず	N0〜N3 問わず	M1

肺がん

《早期では7割に及ぶ5年生存率》

（日本肺癌学会/日本呼吸器外科学会）

A.非小細胞がん（腺がん＋扁平上皮がん＋大細胞がん）

Stage	治療内容	成績・予後
I	外科切除＋術後化学療法	5年生存率：60〜70%
II	外科切除＋術後化学療法	5年生存率：40〜50%
ⅢA（切除可能例）	術前化学療法＋外科切除 ＋化学療法＋放射線療法	5年生存率：15〜30%
ⅢA（切除不能例） ⅢB	化学療法＋放射線療法	5年生存率：10〜20%
ⅢB（胸水貯留） Ⅳ	化学療法のみ	1年生存率：30〜35% 2年生存率：10〜15% 生存期間中央値：8〜10か月

B.小細胞がん

Stage	治療内容	成績・予後
限局型Ⅰのみ	外科切除＋化学療法	5年生存率：50%
限局型Ⅰ以外	化学療法＋同時放射線療法	5年生存率：15〜25%
進展型	化学療法	5年生存率：5%

●全体の5年生存率51.9%
（男48.2%、女61.0%）

＊肺がんの種類
1.腺がん……………………頻度55.7%
2.扁平上皮がん…………頻度33.0%
3.大細胞がん……………頻度3.6%
4.小細胞がん……………頻度3.4%

© 谷 康平／社会医学環境衛生研究所

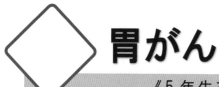

胃がん

《5年生存率はほぼ9割にも》

(日本胃癌学会)

Stage	5年生存率	T	N
ⅠA期	90%	T1	N0
ⅠB期	85%	T1 T2	N1 N0
Ⅱ期	75%	T1 T2 T3	N2 N1 N0
ⅢA期	50%	T2 T3 T4	N2 N1 N0
ⅢB期	30%	T3 T4	N2 N1
ⅣA期	15%	T1〜T4 T4	N3 N2
ⅣB期	5%	H1.P1.CY1.M1	

T1：癌の浸潤が粘膜／粘膜下組織にとどまるもの

T2：癌の浸潤が粘膜／粘膜下組織を越え、固有筋層／漿膜下組織にとどまるもの

T3：癌の浸潤が漿膜下組織を越え、漿膜／遊離腹膜に露出しているもの

T4：直接他臓器に及ぶもの

N0:リンパ節転移（ー）　　　　H1:肝転移あり

N1:第1群リンパ節転移　　　　P1:腹膜転移あり

N2:第2群リンパ節転移　　　　CY1:腹水細胞診でがん細胞陽性

N3:第3群リンパ転移　　　　　M1:遠隔転移あり

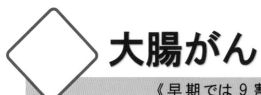

大腸がん

《早期では 9 割超える 5 年生存率》

（大腸癌研究会）

Stage	5年生存率	T	N	M
0期	95%	Tis （がんが細胞の中に とどまっている）	N0	M0
Ⅰ期	91%	T1 T2	N0	
Ⅱ期	84%	T3 T4	N0	
ⅢA期	76%	T1 T2	N1	
ⅢB期	62%	T3 T4	N1	
Ⅳ期	14%	anyT （全身にがんが 広がっている）	anyT	M1

●全体の3年生存率は78.6%、5年生存率は72.6%

© 谷　康平／社会医学環境衛生研究所

子宮頸がん

《0 期では 5 年生存率 100%》

進行期分類	状態・発生頻度	5年生存率
0期	上皮内がん 頻度41.7%	100%
Ⅰ期	がんが子宮頸部に限局 頻度31.3%	82.9%
Ⅱ期	頸部をこえて広がっているが骨盤壁または腹壁下3分の1には達してない 頻度13.7%	63.6%
Ⅲ期	がんの浸潤が骨盤壁まで達している、または腹壁浸潤が下3分の1に達するもの 頻度10.0%	40.19%
Ⅳ期	がんが小骨盤をこえて広がるか、膀胱・直腸の粘膜を侵すもの 頻度3.2%	13.1%

●全体の3年生存率79.0%、5年生存率75.0%

© 谷 康平／社会医学環境衛生研究所

子宮体がん

《0期では5年生存率100％》

進行期分類	状態・発生頻度	5年生存率
0期	頻度0.4％	100％
Ⅰ期	がんが子宮体部に限局 頻度66.2％	Ⅰa 98.4％ Ⅰb 93.3％ Ⅰc 89.2％
Ⅱ期	がんが子宮頸部におよんでいる 頻度9.7％	Ⅱa 85.4％ Ⅱb 76.8％
Ⅲ期	がんが子宮外に広がっているが、小骨盤腔にとどまっている 頻度20.6％	Ⅲa 57.7〜90.4％ Ⅲb 75.0％ Ⅲc 43.9〜53.4％
Ⅳ期	頻度3.1％	Ⅳa 31.8％ Ⅳb 20.7％

●全体の3年生存率は85.6％、5年生存率は82.2％

© 谷 康平／社会医学環境衛生研究所

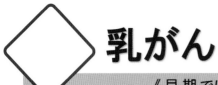

乳がん

《早期では 90％の 10 年生存率》

（K大学医学部付属病院）

Stage	10年生存率	T	N	M
Ⅰ期	90.2%	T1	N0	M0
ⅡA期	82.7%	T0 T1 T2	N1 N1 N0	
ⅡB期	68.9%	T2 T3	N1 N0	
ⅢA期	37.9%	T0 T1 T2 T3 T4	N2 N2 N2 N2 N1	
ⅢB期	37.5%	T4	N0～N2	
Ⅳ期	6.7%	T0～T4	N0～N3	M1

●全体では70~80％

T0：原発巣を認めず

T1：大きさ≦2センチ

T2：2.0＜大きさ≦5.0センチ

T3：大きさ＞5センチ

T4：大きさ問わず＋胸壁固室、皮膚の浮腫・潰瘍

再発時

5年生存率	49.5%
10年生存率	22.7%

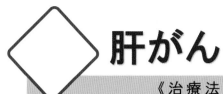

肝がん

《 治 療 法 に よ り 異 な る 5 年 生 存 率 》

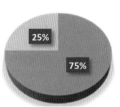

・3年生存率：75％

◆肝切除後の5年生存率は

全体で48〜62％

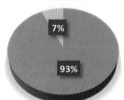

・1年生存率：93％

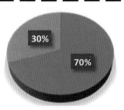

・3年生存率：70％

◆エタノール注入療法の5年生存率は

40〜48％

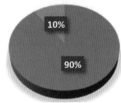

・1年生存率：90％

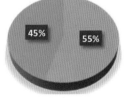

・3年生存率：55％

◆肝動脈塞栓療法の5年生存率は

18〜30％

・1年生存率：78％

◆5年無再発生存率22〜28％、再発後の生存期間中央値9〜35か月

膵臓がん

《難治がんの代表、予後も厳しい数字》

Stage Ⅰ、Ⅱ ─────── 切除可能
Stage Ⅲ ─────── 切除不能な局所進行がん
Stage Ⅳ ─────── 遠隔転移あり

確定診断時、切除適応のない症例が少なくない

●5年生存率
　Stage Ⅰ ─────── 46%
　切除症例 ─────── 5~26%
　（全体の35～46%）
　切除不能 ─────── ほぼ0％

●50%生存期間
　放射線化学療法 ─────── 8～11か月
　全身化学療法 ─────── 4~9か月

© 谷 康平／社会医学環境衛生研究所

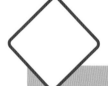

食道がん

《早期では8割に及ぶ3年生存率》

●切除後3年生存率
　0期、Ⅰ期 ─────── 80%
　　Ⅱ期 ─────── 50%
　　Ⅲ期 ─────── 30%
　　Ⅳ期 ─────── 20%以下

●全症例　1年生存率 ─────── 75.8%
　　　　　2年生存率 ─────── 60.6%
　　　　　3年生存率 ─────── 44.0%
　　　　　5年生存率 ─────── 36.1%
　　　　　10年生存率 ─────── 25.5%

© 谷 康平／社会医学環境衛生研究所

Ⅲ

主な傷病別医療費

高額療養費の算定は暦月ごとに行われるため、同じ入院日数で医療費総額が同一でも月をまたがって入退院した場合、その日付によって計算上、自己負担額にはかなりの違いが出てしまいます。本書では30日以内の入院に関しては同じ月内に入退院した事例として掲載しております。（計算上、最も自己負担額は低くなります）

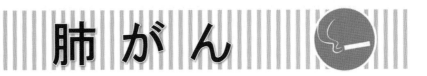

肺がん

概　要

　高齢男性に多い悪性腫瘍です。悪性腫瘍の部位別死亡率では、男性で第一位、女性で第二位となっています。喫煙やアスベスト曝露（ばくろ）、慢性閉塞性肺疾患などが原因となります。扁平上皮がん、小細胞がん、腺がん、大細胞がんに分類されます。特に小細胞がんでは進行が速く、診断時には浸潤や転移していることも多く、予後は不良です。

症　状

　せき、喀痰、喀血、発熱、体重減少などが見られます。また、腫瘍が拡大し周囲の臓器へ浸潤、圧迫することで、嗄声、嚥下困難、胸痛などがみられることもあります。

検査・治療

　肺がん検診では胸部 X 線検査や喀痰細胞診などが行われます。肺がんが疑われた場合には胸部 CT や気管支鏡検査を行います。治療は組織型や病期、患者の全身状態や他臓器の機能などを考慮して、切除可能であれば外科手術、その他、放射線療法や化学療法などが選択されますが、発見された時点で切除不能な例も多くあります。近年では開胸手術よりも出血量や合併症、入院期間などの面で優れた胸腔鏡手術が手術療法の主流となっています。

具体例

　55歳男性。粉塵作業に長年従事していた。喫煙歴 35 年。会社の定期健診で異常所見が見られ、精査の結果、肺腺がんが発見された。
　入院：19 日。

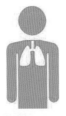

標準的な医療費 (患者本人の自己負担分のみ)

計 38.6 万円

これ以外にも、差額ベッド料、寝具料、その他雑費等も必要になることがあります。

医療費明細

〈包括評価部分〉 ················ 639,600 円
〈出来高部分〉 ················ 572,200 円

医療費合計	**1,211,800 円**
患者負担額（3割）	**363,540 円**
食事標準負担額	**22,540 円**
患者負担額合計	**386,080 円**

事前に高額療養費の適用を申請している場合

27 万 8,838 円（標準報酬月額 83 万円以上）
19 万 6,478 円（標準報酬月額 53 万円〜79 万円）
11 万 2,088 円（標準報酬月額 28 万円〜50 万円）
　8 万 0,140 円（標準報酬月額 26 万円以下）

なお、住民税非課税の人の自己負担限度額は月額3万5,400円。（別途食事費用負担額）

© 谷　康平／社会医学環境衛生研究所

胃がん

概　要

　日本人に多いがんで、部位別死亡率では男性で第三位、女性で第五位となっています。喫煙や食塩の過剰摂取、ヘリコバクター・ピロリ菌感染、EB ウイルス感染などが原因とされています。野菜や果物の摂取はリスクを低下させると考えられています。近年では検診により無症状のうちに発見される早期胃癌が増加したため、死亡率は減少傾向にあります。

症　状

　早期では無症状のことが多く、進行すると腹部膨満感や心窩部痛、体重減少、吐血、下血などが出現します。

検査・治療

　胃がんが疑われる場合には、内視鏡検査や内視鏡的生検などから確定診断を行い、上部消化管造影検査やCTやMRI、超音波検査などで進行度を診断します。治療はステージに応じ、内視鏡手術やリンパ節郭清を含む胃切除が選択され、腹腔鏡手術も多く行われています。切除不能例では化学療法や放射線療法、緩和手術などが行われます。

具体例

　56歳男性。持続する腹部不快感や食欲不振のため精密検査を受けて進行胃がん3型が見つかり、外科的切除。
　入院：20日。

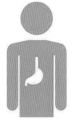

標準的な医療費 (患者本人の自己負担分のみ)

計34.3万円

これ以外にも、差額ベッド料、寝具料、その他雑費等も必要になることがあります。

医療費明細

〈包括評価部分〉‥‥‥‥‥‥‥402,700 円
〈出来高部分〉‥‥‥‥‥‥‥‥684,000 円

医療費合計‥‥‥‥‥‥‥**1,086,700 円**
患者負担額（3割）‥‥‥‥**326,010 円**
食事標準負担額‥‥‥‥‥‥**17,940 円**
患者負担額合計‥‥‥‥‥‥**343,950 円**

事前に高額療養費の適用を申請している場合

27万2,987円（標準報酬月額83万円以上）
19万0,627円（標準報酬月額53万円〜79万円）
10万6,237円（標準報酬月額28万円〜50万円）
7万5,540円（標準報酬月額26万円以下）

なお、住民税非課税の人の自己負担限度額は月額3万5,400円。（別途食事費用負担額）

大腸がん

概　要

　50～70 歳代に多いがんです。食生活の欧米化（高脂質、高蛋白、低食物繊維の食事）により日本でも増加しており、悪性腫瘍の部位別死亡率では男性で第二位、女性で第一位となっています。食生活のほか、遺伝的要因や炎症性腸疾患（潰瘍性大腸炎など）が原因となり、遺伝性では非遺伝性と比べて若年で発症する傾向があります。Ｓ状結腸や直腸に好発します。

症　状

　早期では症状に乏しく、検診で発見されることも多くあります。進行するに従い、腹痛、腹部膨満感、便秘・下痢、血便などの症状が出現します。

検査・治療

　検診では便潜血検査が行われ、大腸癌が疑われる場合には、下部消化管内視鏡検査で診断されます。また、注腸造影、超音波検査、CT、MRI などから進行度診断を行います。治療は、早期癌かつリンパ節転移のないものには内視鏡的治療、進行がんでは腸管切除とリンパ節郭清が行われます。腫瘍の位置が肛門側に近い場合は人工肛門が必要になります。

具体例

　54 歳男性。血便や腹痛が見られ、6 か月で 12 キロ体重減少。内視鏡検査でＳ状結腸がんが見つかり切除した。
　入院 21 日。

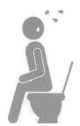

標準的な医療費 (患者本人の自己負担分のみ)

計31.4万円

これ以外にも、差額ベッド料、寝具料、その他雑費等も必要になることがあります。

医療費明細

〈包括評価部分〉 ·························580,500 円
〈出来高部分〉 ·························400,640 円

医療費合計························981,140 円
患者負担額（３割）············294,340 円
食事標準負担額··················20,240 円

患者負担額合計············314,580 円

事前に高額療養費の適用を申請している場合

27 万 4,231 円（標準報酬月額 83 万円以上）
19 万 1,871 円（標準報酬月額 53 万円～79 万円）
10 万 7,481 円（標準報酬月額 28 万円～50 万円）
7 万 7,840 円（標準報酬月額 26 万円以下）

なお、住民税非課税の人の自己負担限度額は月額３万 5,400 円。（別途食事費用負担額）

34　　© 谷　康平／社会医学環境衛生研究所

肝がん

概　要

　肝細胞がんや肝内胆管がんなどがあり、約95%は肝細胞がんです。ほとんどの肝細胞がんはB型・C型肝炎ウイルス性の慢性肝炎や肝硬変などから発生しているため、これらの背景を有する患者に対しては定期的に画像診断や腫瘍マーカー検査を行うことで予防、早期診断が可能になっています。肝内胆管がんは肝硬変との合併はほとんどなく、肝細胞がんと比べてリンパ節転移しやすいため予後は不良です。

症　状

　初期には自覚症状はほとんどなく、進行すると黄疸や腹痛、食欲不振、腹水などの症状が出現します。

検査・治療

　血液検査（腫瘍マーカー測定）、超音波検査、ダイナミックCT・MRIなどから診断します。治療は肝機能や腫瘍の数・大きさなどを参考に、手術、局所療法、肝動脈化学塞栓療法（TACE）、肝移植、化学療法などが行われます。

具体例

　65歳男性。易疲労感が持続かつ増強したので精密検査を受け、初期の肝細胞がんが見つかり外科的対応。
入院23日。

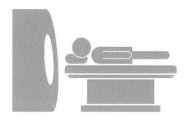

標準的な医療費 (患者本人の自己負担分のみ)

計 30.7 万円

これ以外にも、差額ベッド料、寝具料、その他雑費等も必要になることがあります。

医療費明細

〈包括評価部分〉	502,800 円
〈出来高部分〉	446,200 円
医療費合計	**949,000 円**
患者負担額（3割）	**284,700 円**
食事標準負担額	**23,000 円**
患者負担額合計	**307,700 円**

事前に高額療養費の適用を申請している場合

27万6,670円（標準報酬月額83万円以上）
19万4,310円（標準報酬月額53万円〜79万円）
10万9,920円（標準報酬月額28万円〜50万円）
8万0,600円（標準報酬月額26万円以下）

なお、住民税非課税の人の自己負担限度額は月額3万5,400円。（別途食事費用負担額）

乳 が ん

概 要

　女性の部位別罹患率の第一位、死亡率では第四位で増加傾向にあります。リスクとしては、飲酒、喫煙、糖尿病、閉経後の肥満、高齢出産、未産婦、授乳経験なし、女性ホルモン補充療法、放射線、乳癌の家族歴などが挙げられます。運動はリスクを減少させると考えられています。若年発症、卵巣がんの併発、男性乳がん、複数回の乳がん発症、家族歴などがある例では遺伝子変異が疑われ、遺伝学的検査を考慮する場合は遺伝カウンセリングを受けることが勧められています。

症 状

　しこりを触れることで気付かれることが多くあります。他に、血性の分泌物や乳房・乳頭の形の変化が見られることもあります。

検査・治療

　まず問診、視診、触診が行われ、その後、マンモグラフィ、超音波検査が行われます。これらから乳癌が疑われた場合、穿刺吸引細胞診、経皮的針生検で診断が確定されます。治療は外科的切除（乳房部分切除、乳房切除）が基本で、病期によって化学療法や放射線療法も行われます。乳房切除と同時もしくは再手術により乳房再建を行うこともあります。

具体例

　43 歳女性。右乳房の外側上部にしこりがあり精査の結果、浸潤性乳管がんと判明。乳房部分切除。入院 15 日。

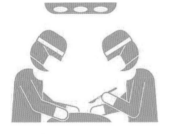

標準的な医療費 (患者本人の自己負担分のみ)

計 19.5 万円

これ以外にも、差額ベッド料、寝具料、その他雑費等も必要になることがあります。

医療費明細

〈包括評価部分〉……………………354,900 円

〈出来高部分〉………………………254,750 円

医療費合計……………… 609,650 円

患者負担額（3 割）………… 182,900 円

食事標準負担額………………… 12,880 円

患者負担額合計………… 195,780 円

事前に高額療養費の適用を申請している場合

19 万 5,780 円（標準報酬月額 83 万円以上）
18 万 0,797 円（標準報酬月額 53 万円〜79 万円）
9 万 6,407 円（標準報酬月額 28 万円〜50 万円）
7 万 0,480 円（標準報酬月額 26 万円以下）

なお、住民税非課税の人の自己負担限度額は月額 3 万 5,400 円。（別途食事費用負担額）

© 谷　康平／社会医学環境衛生研究所

子宮がん

概　要

　子宮頸がんと子宮体がんに分類されます。子宮頸がんはヒトパピローマウイルスが原因となり、30〜50 歳代に好発しますが、20 歳代での発生も増加しています。子宮体がんは肥満、糖尿病、未産婦などが原因となり、50〜60 歳代に好発します。

症　状

　初期にはほとんど自覚症状はありませんが、進行すると、不正出血、下腹部痛、腰痛などの症状が出現します。

検査・治療

　子宮頸部および体部の細胞診、コルポスコピィ/ヒステロスコピィ、組織診、CT・MRI などが行われます。子宮頸がんでは初期の場合は頸部円錐切除が行われますが、進行していると広汎子宮全摘や化学放射線療法が行われます。子宮体がんでは単純子宮全摘、広汎子宮全摘、放射線療法、化学療法などが行われます。

具体例

　40 歳女性。性交時の不正性器出血で婦人科を受診して子宮頸がんが見つかった。既に二人の子どもがいるので子宮全摘を選択した。
　入院 18 日。

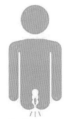

標準的な医療費 (患者本人の自己負担分のみ)

計 28.4 万円

これ以外にも、差額ベッド料、寝具料、その他雑費等も必要になることがあります。

医療費明細

〈包括評価部分〉……………………486,600 円
〈出来高部分〉………………………407,350 円

医療費合計……………………**893,950 円**
患者負担額（3 割）…………**268,190 円**
食事標準負担額………………**16,100 円**
患者負担額合計…………**284,290 円**

事前に高額療養費の適用を申請している場合

26 万 9,220 円（標準報酬月額 83 万円以上）
18 万 6,860 円（標準報酬月額 53 万円〜79 万円）
10 万 2,470 円（標準報酬月額 28 万円〜50 万円）
7 万 3,700 円（標準報酬月額 26 万円以下）

なお、住民税非課税の人の自己負担限度額は月額3万5,400円。(別途食事費用負担額)

© 谷　康平／社会医学環境衛生研究所

膵臓がん

概　要

　死亡者数は年々増加しており年間 3 万 5,000 人以上に上ります。部位別死亡数は男性で第四位、女性で第三位です。早期発見が難しく、診断時には約7割が切除不能です。5 年生存率は6〜7％と予後は極めて不良です。慢性膵炎、糖尿病、喫煙などがリスクとなり、特に糖尿病は膵臓がん患者の半数以上に認められます。

症　状

　初期は無症状で症状が出るころには進行していることが多いです。初発症状は腹痛、黄疸、腰背部痛、体重減少、消化不良症状などがあります。

検査・治療

　腫瘍マーカー、超音波検査、超音波内視鏡、CT・MRI などから診断されます。治療は膵頭十二指腸切除術や膵体尾部切除術が行われますが、発見時には進行、転移していることが多く、手術不能の場合は化学療法や放射線療法が行われます。糖尿病に膵臓がんが合併すると、コントロールが悪化します。

具体例

　69 歳男性。お腹や腰の痛みが持続、半年で 15 キロ体重減少。検査の結果、膵頭部がんが見つかり切除。
　入院 24 日。

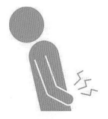

標準的な医療費 (患者本人の自己負担分のみ)

計 43.4 万円

これ以外にも、差額ベッド料、寝具料、その他雑費等も必要になることがあります。

医療費明細

〈包括評価部分〉……………………………662,600 円
〈出来高部分〉………………………………709,500 円

医療費合計………………… 1,372,100 円
患者負担額（3 割）…………411,630 円
食事標準負担額…………………23,000 円
患者負担額合計…………434,630 円

事前に高額療養費の適用を申請している場合
28 万 0,901 円（標準報酬月額 83 万円以上）
19 万 8,541 円（標準報酬月額 53 万円〜79 万円）
11 万 4,151 円（標準報酬月額 28 万円〜50 万円）
8 万 0,600 円（標準報酬月額 26 万円以下）

なお、住民税非課税の人の自己負担限度額は月額3万5,400 円。(別途食事費用負担額)

心疾患 （虚血性心筋梗塞）

概　要

　心臓を栄養する冠動脈の狭窄・閉塞により酸素供給が低下し、心筋が虚血になった状態です。動脈硬化が主な原因です。加齢、家族歴、男性、高血圧、脂質異常症、糖尿病、慢性腎臓病、喫煙、肥満、運動不足、ストレスなどが危険因子となります。

症　状

　胸痛、呼吸困難、悪心、嘔吐、腹痛などが見られます。胸痛は締めつけられるような激しい痛みが 20 分以上持続し、背中、左肩、下顎に放散することもあります。歯痛や肩こりなどで気付かれることもあります。しかし、加齢や糖尿病などで痛覚が低下し、特有の痛みを自覚しない場合もあります。

検査・治療

　心電図、血液検査、心エコー検査、心カテーテル検査、CT、MRI などが行われます。冠動脈造影により、冠動脈病変の有無、程度を診断することで適した治療法が選択されます。治療は薬物療法や経皮的冠動脈インターベンション（PCI）や冠動脈バイパス術（CABG）が行われます。また、冠危険因子に対する治療も重要です。

具体例

　65 歳男性。前胸部圧迫感が増強してきたので近医の紹介で受診。検査の結果、急性心筋梗塞と診断されて心臓カテーテルによる治療を実施。

　入院：3日。

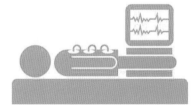

標準的な医療費 (患者本人の自己負担分のみ)

計24.3万円

これ以外にも、差額ベッド料、寝具料、その他雑費等も必要になることがあります。

医療費明細

〈包括評価部分〉……………………… 700,830 円

〈出来高部分〉…………………………… 104,700 円

医療費合計……………………**805,530 円**

患者負担額（３割）…………**241,600 円**

食事標準負担額………………**2,300 円**

患者負担額合計………**243,960 円**

事前に高額療養費の適用を申請している場合

24 万 3,960 円（標準報酬月額 83 万円以上）
17 万 2,175 円（標準報酬月額 53 万円〜79 万円）
8 万 7,785 円（標準報酬月額 28 万円〜50 万円）
5 万 9,900 円（標準報酬月額 26 万円以下）

なお、住民税非課税の人の自己負担限度額は月額3万5,400 円。（別途食事費用負担額）

脳血管疾患（脳卒中）

概　要

脳血管の閉塞、破綻などにより突然神経症状が出現した状態の総称です。日本人の死因の第四位です。1981 年までは第一位でしたが、治療法の進歩や血圧管理の改善により死亡率は低下傾向にあります。しかし、寝たきりの原因第一位、介護が必要になった原因第二位と今なお重要な疾患です。危険因子は高血圧、糖尿病、脂質異常症、心房細動、喫煙、大量飲酒、肥満、運動不足などです。

症　状

しびれ・感覚障害、片麻痺、視野障害、失語、頭痛、悪心、意識障害、歩行障害、めまい、などが見られます。脳卒中の病院前診断ツールの一つにシンシナティ病院前脳卒中スケールがあります。顔のゆがみ、上肢の挙上、構音障害の3項目のうち、1つでも異常があれば医療機関受診が勧められます。治療開始までの時間が制限されている治療法があり、発症から 4 時間半以内に診断、治療につなげられるかが予後に大きな影響を与えます。

検査・治療

発症時刻、病歴、既往歴、神経所見、身体所見、頭部 CT などから診断されます。治療は外科的、内科的治療があり、早期にリハビリテーションを行うことが重要です。

具体例

68 歳男性。高血圧や糖尿病で治療中に心房細動が発症。心原性脳塞栓で緊急入院。薬物療法に加えて血管内治療。

入院 13 日。

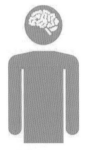

標準的な医療費 (患者本人の自己負担分のみ)

計35.1万円

（これ以外にも、差額ベッド料、寝具料、その他雑費等も必要になることがあります。）

医療費明細

〈包括評価部分〉 ･････････････････････653,200 円
〈出来高部分〉 ･･････････････････････470,800 円

医療費合計････････････1,124,000 円
患者負担額（3割）･････････ 337,200 円
食事標準負担額･･････････････ 13,340 円
患者負担額合計･･････････ 350,540 円

事前に高額療養費の適用を申請している場合

26 万 8,760 円（標準報酬月額 83 万円以上）
18 万 6,400 円（標準報酬月額 53 万円〜79 万円）
10 万 2,010 円（標準報酬月額 28 万円〜50 万円）
7 万　940 円（標準報酬月額 26 万円以下）

なお、住民税非課税の人の自己負担限度額は月額 3 万 5,400 円。（別途食事費用負担額）

糖尿病（２型）

概　要

　日本において、糖尿病が強く疑われる人は約 1,000 万人、可能性が否定できない人を加えると 2,000 万人（成人の 4 人に 1 人）と推計されており増加傾向です。2型糖尿病は全糖尿病の90％以上で、40 歳以上に好発し、家族歴、高脂肪食、肥満、運動不足などが原因となります。

症　状

　初期はあまり自覚症状がないことが多いですが、口渇、多飲、多尿、倦怠感などの症状があれば注意が必要です。進行すると、神経症状、網膜症、腎症など様々な合併症が出現します。また、悪性腫瘍罹患リスクとの関連も明らかになってきています。

検査・治療

　高血糖の慢性的な持続により診断されます。治療はまず食事・運動療法を行います。生活習慣や血糖コントロールなどの自己管理について学ぶため、教育入院を行うこともあります。コントロール不良の場合は経口血糖降下薬やインスリン療法が必要になります。

具体例

　52 歳男性。過食・運動不足・睡眠不足・喫煙・飲酒のフルコースの日常生活の結果、会社の定期健診で高血糖が見つかる。精査の結果、2 型糖尿病と診断され、全身の精密検査と運動指導を受けた。
　入院 10 日。

標準的な医療費（患者本人の自己負担分のみ）

計11.8万円

> これ以外にも、差額ベッド料、寝具料、その他
> 雑費等も必要になることがあります。

医療費明細

〈包括評価部分〉 ·················· 289,700 円

〈出来高部分〉 ·················· 68,400 円

医療費合計 ·················· **358,100 円**
患者負担額（３割） ·········· **107,430 円**
食事標準負担額 ·············· **11,500 円**
患者負担額合計 ·············· **118,930 円**

事前に高額療養費の適用を申請している場合

11 万 8,930 円（標準報酬月額 83 万円以上）
11 万 8,930 円（標準報酬月額 53 万円～79 万円）
9 万 2,511 円（標準報酬月額 28 万円～50 万円）
6 万 9,100 円（標準報酬月額 26 万円以下）

なお、住民税非課税の人の自己負担限度額は月額3万5,400円。（別途食事費用負担額）

腎 臓 が ん

概 要

比較的高齢者に多く、男女比は 2～3：1 です。長期透析を背景に出現することも多いです

症 状

血尿、腰背部痛、腹部腫瘤、発熱などが見られますが、無症状で偶然発見されることも多いです。

検査・治療

超音波検査、CT、MRI、血管造影などで診断されます。腎細胞がんは放射線あるいは抗がん化学療法に抵抗性があるため、切除可能であれば腎切除・摘除が第一選択になります。小さな腫瘤に対しては、低侵襲治療(経皮的凍結療法やラジオ波焼灼術)が行われることもあります。遠隔転移がある、または手術不可能の場合は、サイトカイン療法、分子標的薬、免疫療法などが選択されます。

具体例

63 歳男性。腰背部痛や体重減少が見られ受診。検査の結果、最も頻度の高い(淡明細胞型)腎細胞がんと判明。

腎摘出術後、遠隔転移に対して分子標的薬＝チロシンキナーゼ阻害薬(ソラフェニブ＝ネクサバール R)による治療。

医療費明細(毎月)

ネクサバール R、1 回2錠を 1 日2回計4錠＝1錠 4763.7 円×4錠＝19,052 円を 28 日間投与。

その他の医療費も含めて 56 万円として算出。
患者負担額(3割)16 万 8,000 円

●高額療養費適用
16 万 8,000 円　(標準報酬月額 83 万円以上)
16 万 7,420 円　(標準報酬月額 53～79 万円)
8万 3,030 円　(標準報酬月額 28～50 万円)
5万 7,600 円　(標準報酬月額 26 万円以下)

なお、住民税非課税の人の自己負担限度額は月額3万 5,400 円。
(4カ月目以降は多数該当により、負担額は変わります。)

標準的な医療費 (患者本人の自己負担分のみ)

計6～17 万円

© 谷 康平／社会医学環境衛生研究所

骨　折

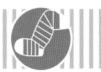

概　要

　単純骨折と開放骨折、完全骨折と不全骨折、外傷性骨折と病的骨折など、様々な分類があります。

症　状

　強い痛みがあり、動かすと痛みは悪化します。虚血部の蒼白・動脈拍動減弱や運動麻痺などがみられた場合はコンパートメント症候群の合併が疑われ、早急な対応が必要になります。

検査・治療

　速やかに整復と固定を行います。特に開放骨折や関節内骨折などに対しては観血的治療を行うこともあります。年齢、栄養状態、感染の有無、糖尿病などの有無が治癒に影響します。

具体例

　58 歳女性。自宅で転倒して大腿骨頸部骨折で入院加療。
　入院 15 日。

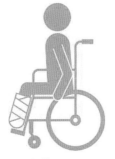

標準的な医療費 (患者本人の自己負担分のみ)

計 17.1 万円

これ以外にも、差額ベッド料、寝具料、その他雑費等も必要になることがあります。

医療費明細

〈包括評価部分〉……………………287,700 円

〈出来高部分〉………………………223,450 円

医療費合計…………………**511,150 円**
患者負担額（３割）…………**153,350 円**
食事標準負担額………………**17,940 円**

患者負担額合計…………… **171,290 円**

事前に高額療養費の適用を申請している場合

17 万 1,290 円（標準報酬月額 83 万以上）
17 万 1,290 円（標準報酬月額 53 万～79 万円）
10 万 0,482 円（標準報酬月額 28 万～50 万円）
7 万 5,540 円（標準報酬月額 26 万以下）

なお、住民税非課税の人の自己負担限度額は月額 3 万 5,400 円。(別途食事費用負担額)

妊娠中絶

概　要

　原則として妊娠 22 週未満に適応となり、90％以上が妊娠 12 週までに行われています。20 ～24 歳の年齢階級に多く、実施件数は減少傾向です。また、中絶手術はほとんどの場合健康保険の適応にはなりません。12 週未満と 12～22 週未満では手術方法が異なり、12 週以後の中絶手術では、手術費用に加え入院費の負担が大きくなります。

検査・治療

　12 週未満では子宮内容除去術として掻爬法や吸引法が行われます。短時間の手術で、痛みや出血も少なく、日帰りもしくは1泊の入院になります。12～22 週未満ではあらかじめ子宮口を開き、子宮収縮薬で陣痛を起こし人工流産させます。通常は数日間の入院が必要になります。

医療費明細

○初期（妊娠 12 週未満）
　………………………………10～20 万円程度
○中期（妊娠 12～22 週未満）
　………………………………30～50 万円程度

※自費診療のため、医療機関により費用はかなりのばらつきが見られます。上記は標準的な医療機関の事例です。
　なお、中期の中絶術に関しては実施していない医療機関が多くあります。

© 　谷　康平／社会医学環境衛生研究所

気になる差額ベッド料

4人部屋でも差額ベッド料が必要なことも

　入院時の大きな出費の一つに医療費以外に「差額ベッド料（差額室料）」があります。これは健康保険法で定められた医療機関の特別なサービスで、個室等を利用したときに保険で支払われる入院料とは別に、患者がその料金を実費負担するものです。

　厚生労働省が定めた条件は次の通りとなっています。

　1. 1病室4床以下（必ずしも、個室ではない。2人部屋、3人部屋でも個室差額が発生することがある）。

　2. 病室の面積が1人当たり、6.4㎡以上。

　3. ベッドごとにプライバシーを確保するための設備を整えていること。

　4. 個人用の私物収納設備や照明、小机、イスを設置していること。

　なお、差額ベッドの料金は病院が自由に値段を設定します。同じような広さや設備であっても、病院によってその料金に大きな違いがあることも珍しくはありません。

■差額ベッドの状況―全体の約2割が差額ベッド―

	ベッド数	総ベッド数に占める割合	1日当たりの平均額
1人部屋	167,888床	14.2%	8,315円
2人部屋	35,882床	3.0%	3,151円
3人部屋	3,938床	0.3%	2,938円
4人部屋	36,987床	3.1%	2,639円
総計	244,965床	20.7%	6,613円

※総ベッド数＝118万2,575床
2021年7月1日現在、厚労省調査

差額ベッド料を支払う必要はあるの？

　入院に際し、費用面で最も気になるのがこの差額ベッド料です。差額ベッド料を支払う必要があるのか、ないのか、悩むところです。そんなこともあって、料金の徴収に当たっては、次のような厚生労働省の通達が出ています。

・患者の自由な選択と同意に基づく

・料金を請求できるのは患者の希望がある場合に限る

・救急患者や手術後など、治療上の必要から入った場合は請求できない

・希望する患者には設備や構造、料金等について説明し、同意書に患者の署名が必要

　基本的にはこのように一定のルールがあるのですが、実際の運用に当たっては病院側と患者側の思いが完全に一致するのは難しいところもあります。どこまでの部分が「治療上必要か」ということは大変、微妙な問題になってきます。

　現実問題として、差額ベッド料（差額室料）収入は病院経営の大きな部分を占めているため、患者さんにとっては負担を求められる場合もよく見受けられます。

　とくに最近は設置限度ぎりぎりまで差額ベッドを設ける病院も多く、「差額ベッドは空いているが、大部屋は満員」という状況がよく見られます。

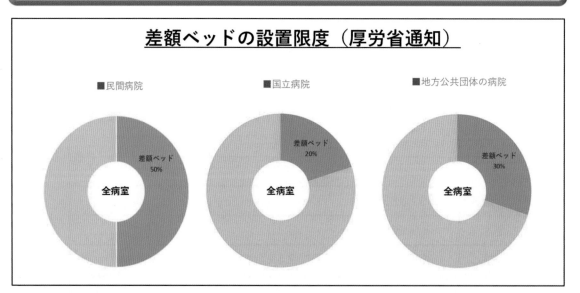

差額ベッドの設置限度（厚労省通知）

■首都圏準公的病院

	1日料金	内容
特別室	55,000円	テレビ、冷蔵庫、電話、ネット環境有、ミニキッチン、応接セット、トイレ、ユニットバス、洗面台、金庫
一般個室	27,500円	テレビ、冷蔵庫、電話、ネット環境有、トイレ、洗面台、金庫
簡易個室	5,500円	テレビ、冷蔵庫、ロッカー

(税込)

■近畿地方公立病院

	1日料金	内容
特別室A	33,000円	洗面台、バス、トイレ、冷蔵庫、テレビ、キッチン、応接セット、ロッカー
個室B	22,000円	洗面台、シャワー、トイレ、冷蔵庫、テレビ、キッチン、応接セット
個室C	11,000円	洗面台、テレビ、冷蔵庫、応接セット

(税込)

入院時食事療養費

一般所得	1食につき460円

住民税 非課税世帯の人	1食につき210円

住民税非課税世帯の人で 過去1年間の入院日数が 90日を超えている場合	1食につき160円

住民税非課税世帯に属し、 かつ所得が一定基準に 満たない70歳以上の高齢受給者	1食につき100円

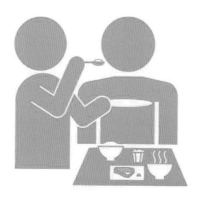

―監修者略歴―

谷 康平

昭和 28 年(1953 年)京都生まれ
追手門学院小／灘中／大阪医科大学卒業
(米国)Stanford 大学公衆衛生大学院リサーチ・フェロー

The Academy of Political Science(米国シンクタンク)・フェロー
AAAS(全米科学振興財団)・専門職会員
ACS(米国化学学会)・会員

社会医学環境衛生研究所所長(株式会社パブリックヘルス研究所)

医療法人医誠会・ホロニクスグループ顧問
学校法人滋慶学園グループ顧問・大阪滋慶学園評議員
大阪済生会野江看護専門学校講師
環太平洋未来研究所監査役
大阪府病院協会看護専門学校講師

[著書]
知らないと本当は怖い現代人の病気(土屋書店・新書)など

政府・自由民主党への政策提言(人口減少問題など)

2023 年 6 月 **こんなにかかる医療費**

2023 年 6 月 24 日発行 　　定価 1,210 円(本体 1,100 円＋税 10%)

監　　　修　　谷　康平(社会医学環境衛生研究所　所長)
企画／編集　　巽　文雄
発　　　行　　株式会社 新日本保険新聞社
　　　　　　　〒555-0004　大阪市西区靱本町 1-5-15

TEL.(06)6225-0550(代表)
FAX.(06)6225-0551(専用)
https://www.shinnihon-ins.co.jp/

ISBN978-4-910503-12-7